NOUVEAU COUP-D'ŒIL

SUR

LES PHÉNOMÈNES

DE

LA GLYCOGÉNIE ANIMALE

Par M. G. COLIN,

PROFESSEUR A L'ÉCOLE IMPÉRIALE VÉTÉRINAIRE D'ALFORT

PARIS

TYPOGRAPHIE DE RENOU ET MAULDE,

RUE DE RIVOLI, Nº 144.

—

1864

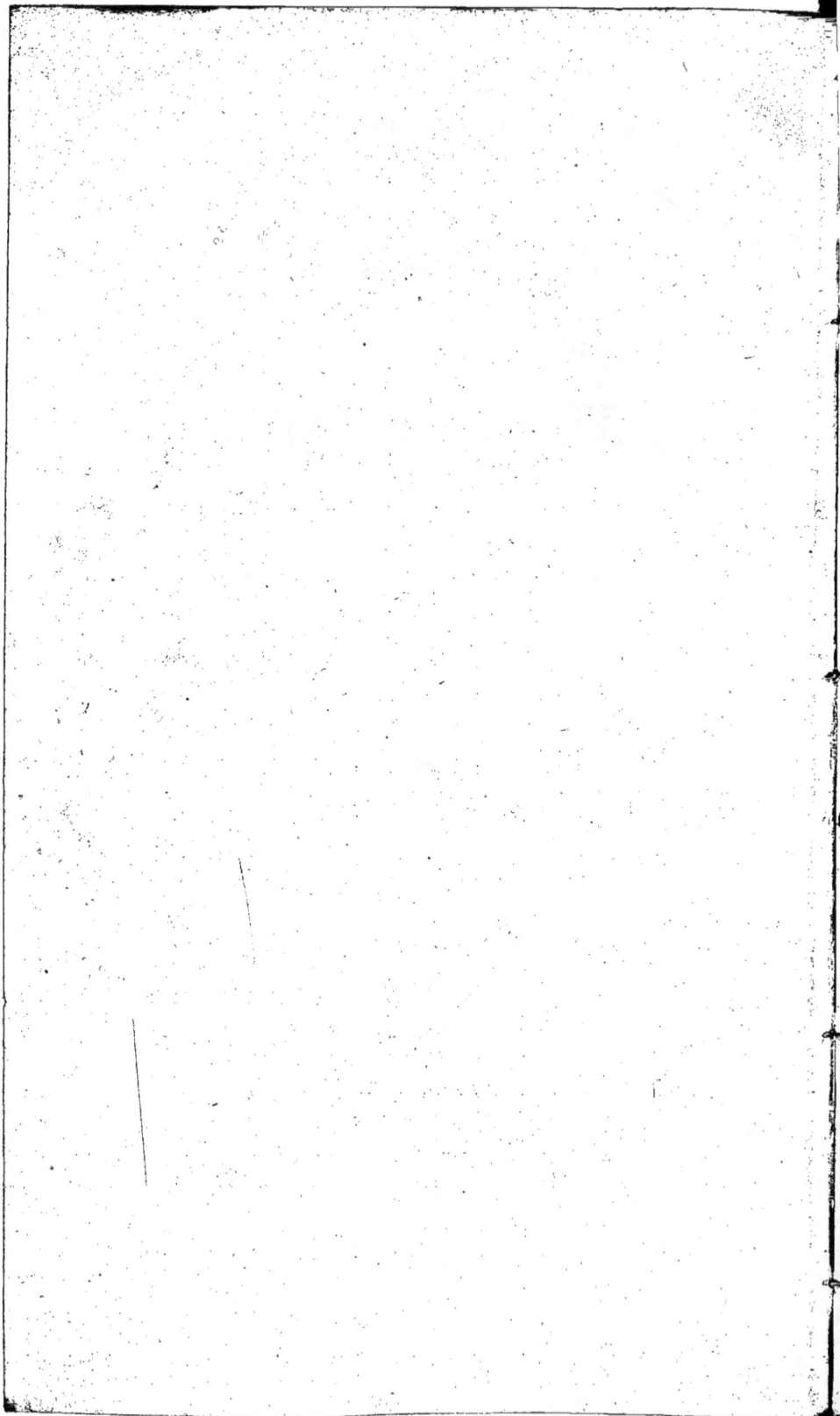

LES PHÉNOMÈNES DE LA GLYCOGÉNIE ANIMALE.

Il est rare que les recherches persévérantes et les longues médita-
tions sur un sujet scientifique ne conduisent pas à la découverte de
faits ou d'aperçus nouveaux qui échappent à un examen précipité et
superficiel. Chaque question un peu compliquée, qui n'est pas vue
dans son ensemble aussi bien que dans ses détails, isolément et dans
ses rapports avec les autres, ne saurait recevoir une solution complète : elle demeure obscure et litigieuse sur une foule de points.

C'est ce qui est arrivé à la glycogénie, qui a tant passionné les physiologistes dans ces dernières années. On l'a érigée en système dès le
début et, une fois son symbole formulé, on a rejeté tout ce qui ne s'ac-
cordait pas avec lui ; dès lors elle était jugée comme le sont les systèmes qui se refusent à examiner les objections qu'ils soulèvent, e
surtout à admettre les faits qui les contrarient. Ses partisans et ses
adversaires sont demeurés chacun dans leur camp, sans vouloir en-
tendre parler de concessions réciproques.

Pour moi, j'ai suivi ma voie avec constance, cherchant la vérité en
dehors de toute vue spéculative préconçue. J'ai donné, avec une égale
franchise, les faits qui venaient à l'appui des idées reçues et ceux qui
se trouvaient en opposition avec elles ; maintenant, je n'ai ni un pas à
faire en arrière, ni une échappée à désavouer. Ce que je vais dire résulte de l'ensemble de mes premières études et des résultats de mes
plus récentes expériences.

Il est hors de doute, aujourd'hui, que l'organisme, comme l'a dé-
montré M. Bernard, produit du sucre aux dépens de sa propre substance. Mais il n'est plus possible d'admettre, avec ce savant, que la
fabrication de la matière sucrée soit un phénomène circonscrit et loca-
lisé dans un seul organe. Loin de là : une série de faits incontestables
et d'une signification très-nette, montrent la glycogénie comme un

phénomène général s'accomplissant partout où il se rencontre des matières propres à se convertir en sucre, phénomène plus manifeste dans certains points, plus obscur dans d'autres, comparable aux mutations des matières azotées, à la production de l'acide carbonique et à la combustion lente d'une foule de principes immédiats déposés dans l'organisme.

I.

Je dis d'abord que la production du sucre n'est pas localisée dans le foie; qu'elle a plusieurs foyers très-évidents, et que tout concourt à la montrer, chez les animaux aussi bien que chez les plantes, comme un phénomène général.

En effet, si nous commençons par considérer un animal carnassier dans les conditions ordinaires, c'est-à-dire ne tirant pas de sucre du dehors, car ses aliments en sont dépourvus, nous trouverons néanmoins du sucre non-seulement dans le foie, mais encore dans le sang, le chyle, la lymphe, la sérosité des cavités closes, le liquide céphalo-rachidien, le lait, etc. L'organisme entier est partout imprégné et comme saturé de sucre, qu'il a dû former dans son sein, puisqu'il ne l'a point puisé à l'extérieur. Ce sucre, si abondamment répandu, si inégalement réparti, a-t-il pris naissance dans un seul organe et aux dépens d'un seul principe, ou bien s'est-il formé en divers points et par la transformation de divers principes? Questions compliquées et délicates, qui touchent aux actes les plus obscurs de la chimie vivante.

La question du siége de la production glycosique, la première qu'il faille résoudre, demeurera longtemps encore pendante, si les physiologistes ne veulent la trancher que d'après la méthode expérimentale. Et cela est facile à concevoir : chaque partie de l'organisme est comprise dans un cercle; elle reçoit du sang artériel sucré; elle renvoie du sang veineux à peu près également sucré et, en outre, de la lymphe plus sucrée que le sang lui-même.

Aucun organe ne fait exception à la règle : le foie est dans le cas de tous les autres. S'il en renvoie beaucoup, il en reçoit une grande quantité avec la masse énorme du sang des viscères abdominaux qui le traverse, chargé d'une partie des produits de la digestion. S'il y a, pour l'ensemble des organes, une différence entre l'importation et l'exportation de la matière sucrée, elle est peu sensible, et personne ne l'a encore déterminée. En l'absence de cette différence quantitative exacte, toute solution rigoureuse et mathématique devient impossible ; il ne reste plus, pour arriver au but, qu'à s'appuyer sur des probabilités et se guider d'après les lois de l'analogie.

Or, de ce côté, le problème se débrouille comme par enchantement. Il est hors de doute, maintenant, que les grandes mutations des matières constitutives de l'organisme ne sont point localisées comme on le croyait autrefois. La fibrine et l'albumine du sang, qui ne dérivent pas directement des aliments, peuvent se constituer partout, à l'origine des systèmes capillaires, aux dépens des matières protéiques ; la graisse qui n'est point puisée dans l'intestin peut se former, comme elle peut se déposer partout ; les produits de la décomposition, ou plutôt de la combustion lente des tissus, se forment évidemment aussi dans tous les points de l'organisme. Dans chacun d'eux prend naissance l'acide carbonique que le poumon et la peau exhalent ; dans chacun s'engendre l'urée que le rein élimine. Pourquoi n'en serait-il pas de même du sucre, dont les matériaux se trouvent partout, et qui ne joue, comme la graisse, qu'un simple rôle de combustible ?

Certes, cette hypothèse de la généralisation du travail glycogénique, si rationnelle qu'elle paraisse, manquerait de consistance si elle n'était pas en harmonie avec les faits. Mais, loin de là, ceux-ci viennent la corroborer de quelque côté qu'on l'envisage ; l'expérimentation seule nous fait découvrir plusieurs foyers de ce travail.

Je prends en premier lieu celui du foie, qui est non pas peut-être le plus vaste, mais, à certains égards, le plus manifeste et le mieux circonscrit. Là, les matières à transformer sont amenées en grande quantité et mises momentanément en dépôt pour être déversées ensuite avec lenteur dans le torrent de la circulation. En ceci, je partage les vues de M. Bernard. On verra tout à l'heure pourquoi le foie demeure, même pendant l'abstinence, l'un des centres les plus actifs de la production du sucre.

L'intestin est un second foyer où le travail glycogénique se dessine avec une incomparable netteté. Chez l'animal carnassier, entièrement nourri de chair, même en voie de putréfaction, aucun atome de sucre n'est apporté par l'aliment, et, de plus, les moyens d'analyse les plus délicats n'en font encore découvrir aucune trace ni dans l'estomac, ni dans l'intestin; mais dès que les produits de la digestion entrent dans les chylifères, le sucre y apparaît en grande quantité; il se montre tout formé dans la première goutte de chyle saisie par les vaisseaux blancs, et, à partir de ce moment, c'est un sucre achevé qui réduit les liqueurs cuivriques, qui fermente en donnant de l'acide carbonique et de l'alcool. Ce sucre ne fait jamais défaut dans le chyle; il s'y trouve depuis l'origine des lactés jusqu'à la terminaison du canal thoracique, en deçà comme au delà des ganglions, et dans les ganglions eux-mêmes. Il ne manque pas plus chez le bouc, le bélier et le taureau nourris de viande, que chez l'animal le plus carnassier.

Le système lymphatique est un troisième foyer de la production glycosique, foyer vaste, immense, car les lymphatiques ont des racines et des réseaux dans la plupart des tissus et des organes de l'économie. La lymphe la plus pure, prise dans les vaisseaux de la tête, du cou, de l'entrée du thorax, de l'abdomen et des membres, offre du sucre, un sucre fermentescible, que rien ne distingue de celui du chyle; elle s'en charge dès les premiers moments; elle n'en montre pas moins avant qu'après son passage à travers les ganglions; enfin, elle en a plus que le sang de la circulation générale.

En présence de ces faits, qu'on a eu tant de peine à admettre, mais que personne ne conteste plus aujourd'hui, quelles raisons invoquerait-on pour localiser dans un seul organe la formation d'un produit combustible si universellement répandu? La ligne de circonvallation que l'on a tracée autour du foie est imaginaire. Il est antiphilosophique, il est contraire à toutes les données de la chimie organique moderne et de la physiologie, de vouloir confiner au sein d'un organe une mutation de matière aussi simple que celle d'où résulte le sucre : c'est comme si on voulait localiser dans une partie quelconque la métamorphose des matières protéiques en fibrine, en albumine, la conversion de certaines matières neutres en graisse, etc.

Chez les plantes, il en est, ou du moins il paraît en être de même;

le sucre prend naissance en diverses parties, tantôt aux dépens des matières que l'absorption vient de saisir, tantôt aux dépens de celles que le travail de la nutrition ou de la sécrétion a déposées en divers organes. Si, en effet, au printemps, alors que la vigne n'a encore aucune partie verte, je fais une entaille à un cep, les pleurs de cette entaille, c'est-à-dire la sève ascendante qu'elle verse au dehors est sucrée, et elle ne l'est pas moins au niveau du sol, tout près du collet de la racine, que dans les parties les plus élevées. Le sucre est là un produit de l'absorption qui ne préexistait pas dans le sol, un produit qui se constitue avec la sève aussitôt que les éléments de celle-ci passent dans le système chylifère du végétal : à peu près comme le sucre qui ne préexistait pas dans l'aliment de l'intestin s'est constitué à l'origine des vaisseaux lactés. C'est là, pour le dire en passant, un des nombreux traits d'analogie que l'expérimentation moderne fait découvrir entre les actions élémentaires de la vie animale et celles de la vie des plantes.

Maintenant que tout nous montre la production du sucre comme le résultat d'un travail disséminé, tel que celui de la plupart des mutations de substances organiques d'un usage général, ne pouvons-nous reconnaître les matières qui donnent naissance à ce principe ? Autre question peut-être encore plus délicate que la première.

II.

Lorsque je commençai à étudier les effets de l'abstinence sur la production et la destruction du sucre, je fus surpris de voir que, parmi les animaux placés dans des conditions en apparence identiques et soumis à un jeûne d'égale durée, les uns avaient le sang, la lymphe et le tissu du foie très-sucrés, tandis que les autres n'avaient plus, dans ces liquides et dans ce tissu, que des traces de glycose. En cherchant la raison de ce contraste si frappant, je remarquai bien vite que les sujets qui conservaient leur sucre pendant une abstinence prolongée étaient les animaux gras ou ceux qui, sans avoir de l'embonpoint, offraient encore une notable provision de graisse interstitielle; tandis que les sujets sans sucre étaient les animaux maigres, dépourvus de graisse dans les interstices musculaires et dans les cavités splanchniques. Ce fait si remarquable me fit soupçonner des rapports intimes entre les phénomènes glycogéniques et ceux de la production ou de la destruction de la graisse. Je soumis à une abstinence complète chiens, chats, herbivores, et j'obtins constamment les mêmes résultats. Chez les animaux pourvus de graisse, le sang, la lymphe et le foie se montrèrent toujours chargés de sucre; la température se maintint à son degré normal, ou à peu de chose près, et la privation d'aliments put être supportée pendant un temps très-long. Au contraire, chez les animaux sans graisse, le sucre disparut vite du sang, de la lymphe et du foie, la température descendit non moins vite à un degré assez faible, et la mort fut infiniment plus prompte.

Voici, du reste, les détails de ces résultats dans toute leur simplicité. Une fois connus, il ne me sera pas nécessaire d'entrer dans de longs développements pour mettre en évidence l'intime connexité qui existe entre les fonctions du tissu adipeux et les phénomènes glycogéniques; on jugera si, d'après ces faits et d'après ce qui se passe pendant l'engourdissement hybernal de certains animaux, la graisse, qui est un dérivé de la fécule et du sucre, ne peut pas à son tour, pour les besoins de la respiration et l'entretien de la chaleur animale, revenir plus tard à sa première forme, celle de matière sucrée. Commençons par ce qui arrive chez les sujets maigres.

Les herbivores qui passent aisément de l'embonpoint à la maigreur, nous donnent un excellent terme de comparaison. Les chevaux, surtout ceux d'un âge avancé, qu'on a mal nourris et soumis à un travail pénible, sont fort souvent sans graisse libre, bien qu'ils aient encore le système musculaire assez développé. La graisse a disparu sous la peau, dans les interstices musculaires, sous le péritoine, dans les replis épiploïques et autour des reins; il ne reste plus que les coussinets de l'oreille, de la fosse temporale, ceux des articulations, des scissures du cœur et du canal rachidien; mais le tissu de ces petites agglomérations a une teinte jaune particulière, rappelant celle de la sérosité du sang; ses cellules, gorgées d'un liquide albumineux, ne contiennent plus que des quantités minimes de principes gras devenus à peu près réfractaires à la résorption. Le foie est noir, ferme, difficile à écraser; ses cellules n'ont plus aussi qu'un peu de graisse et de sucre. Par suite de cette atrophie générale du système adipeux, l'animal n'a plus de provision en réserve, ni à titre d'aliment, ni à titre de combustible ; il est obligé de vivre uniquement des matériaux que la digestion apporte chaque jour à l'économie ; sa température, sa vigueur, l'activité de ses fonctions dépendent de ce contingent éphémère, qui se dissipe à mesure qu'il arrive. Dans ces circonstances, le sang du cheval contient de 30 à 100 milligrammes de glycose pour 100, ou en moyenne 70 milligrammes ; le foie en a de 100 à 600 milligrammes pour 100 grammes. C'est par exception que les chiffres des dosages s'éloignent de ceux-ci.

Or, chez les chevaux placés dans de telles conditions, les phénomènes glycogéniques se montrent, de la manière la plus nette, étroitement et exclusivement subordonnés à l'action de la digestion. A la suite d'un bon repas, surtout si les aliments sont riches en matières amylacées, la proportion de glycose augmente très-sensiblement, et tout à la fois dans le chyle, la lymphe, le sang et le foie. La fécule donne dans l'intestin de la dextrine et du sucre, tant aux veines mésaraïques qu'aux chylifères ; puis la dextrine déposée ou apportée dans le foie continue à se transformer en sucre.

Mais si on met à la diète ces mêmes chevaux pendant deux, trois, quatre jours, la scène change complétement : alors la petite masse de matière sucrée qui s'était introduite dans le foie et dans les fluides nutritifs, par la voie de la digestion, diminue rapidement ; bientôt elle se réduit presque à rien ; l'organisme se débilite ; la température baisse ; et, si l'abstinence se prolonge un peu, la mort ne tarde pas à y mettre un terme. Je me suis assuré un grand nombre de fois qu'après une diète de quelques jours, il ne reste plus dans le foie de ces animaux que des traces insignifiantes de sucre.

Il en est tout autrement chez les chevaux gras, ou chez ceux qui, sans avoir de l'embonpoint, ont conservé une notable quantité de graisse. Le sang renferme, pour 100 grammes, de 100 à 250 milligrammes de glycose, ou en moyenne 150 milligrammes, c'est-à-dire plus du double de ce qu'il en contenait chez les chevaux maigres. Le foie en a de 1 à 3 grammes pour 100, et jusqu'à 4 grammes 1/2, comme cela arrive surtout chez les bœufs et les moutons engraissés

*

pour la boucherie. Il peut donc y présenter de deux à quarante-cinq fois autant de matière sucrée que le foie des sujets maigres, dont il vient d'être question.

Chez nos chevaux gras, la forte provision de glycose contenue dans le foie, le sang et la lymphe a manifestement une double origine : elle vient en partie de la digestion et en partie d'un travail intérieur lié à la présence de la graisse au sein des divers tissus et des cellules hépatiques. Ces deux sources peuvent être isolées, car elles sont indépendantes l'une de l'autre.

Si, en effet, nous mettons à la diète un cheval gras, le glycose cessera d'être apporté au sang, à la lymphe et au foie, par la voie de l'extérieur ; mais comme ce principe continuera à se reproduire aux dépens de la provision intérieure, sa quantité se maintiendra à un chiffre élevé tant qu'il restera de la graisse dans les divers tissus et dans les cellules hépatique. En voici la preuve.

Un cheval de douze ans, en bonne santé et gras, fut privé de tout aliment ; on ne lui donna que de l'eau, dont la quantité fut mesurée. Il supporta cette abstinence pendant un mois entier sans que sa température, constatée tous les jours, eût baissé d'un degré ; mais il perdit dans ce laps de temps 80 kilogrammes ou 2,666 grammes par jour. On le tua le trentième jour. A ce moment, il y avait pour 100 : 78 milligrammes de glycose dans le sang, 134 milligrammes dans la lymphe, et 1 gr. 200 milligr. dans le foie. Cet organe, qui pesait 5,300 grammes, renfermait pour toute sa masse 63 gr. 6 de glycose. Malgré une abstinence si prolongée pour un herbivore, la graisse existait encore en abondance sous la peau, dans les interstices musculaires, au bord supérieur de l'encolure, autour du cœur, dans les épiploons et les mésentères. La cavité abdominale seule en renfermait des masses pesant en somme 15 kilogrammes. Les os suintaient la graisse et une graisse ayant l'aspect qu'elle présente sur les sujets obèses. Le foie était énorme et son tissu jaune, mou, friable comme il l'est sur les animaux très-gras ; ses cellules étaient pleines encore de gouttelettes graisseuses fort distinctes. Le sang, en quantité à peu près normale, était lui-même si chargé de graisse que son sérum jaune, opaque et laiteux, ressemblait au chyle bien émulsionné des solipèdes à la mamelle. Ainsi, grâce à sa graisse, ce cheval a pu vivre un mois en conservant une vigueur qu'on n'aurait pas attendue, sa chaleur normale, à quelques dixièmes de degré près, une quantité de sang peu inférieure à la quantité habituelle; enfin beaucoup de sucre dans le sang, le double dans la lymphe, et autant dans le foie que sur bon nombre de solipèdes d'un embonpoint moyen. Cela est significatif.

Il en a été de même chez les carnassiers. Sur plus de 12 chiens ou chats soumis à une abstinence absolue, le contraste observé précédemment s'est reproduit avec toutes ses particularités.

Les sujets maigres (et ils sont, dans ces espèces, difficiles à trouver, si ce n'est parmi les individus encore jeunes qui ont perdu leur embonpoint par suite d'affections catarrhales, vermineuses ou cutanées) ne supportent guère la privation des aliments au delà de 8 à 10 jours sans se refroidir, et devenir presque exsangues. Au bout de ce temps, il ne reste dans leur sang que des traces de glycose qu'on ne saurait doser. Ainsi, par exemple, sur un chat fort maigre, mais en bonne santé, la température du corps était descendue le 10e jour à $+ 26°$ centigrades, le sang ne conservait que de faibles traces de glycose, et le foie n'en avait plus pour toute sa masse que 92 milligr.

Les animaux gras, au bout d'un temps double, triple, quadruple même, ont encore partout beaucoup de sucre, et ils possèdent une température qui est à un degré près leur température ordinaire. Ainsi :

Un chien, après une abstinence de 12 jours, avait pour 100 : 133 mill. de glycose dans le sang, et 1 gr. 5 dans le foie.

Un second, après une abstinence de 7 jours, en avait 111 milligr. pour 100 dans le sang, et 2 gr. 820 dans le foie.

Un chat, au bout de 11 jours, en avait dans le sang 197 milligr., et 2 gr. 261 pour 100 dans le foie.

Un chien, après 15 jours, 127 milligr. dans le sang, et 1 gr. 07 pour 100 dans le foie.

Un autre, après une privation d'aliments d'égale durée, 60 milligr. dans le sang, et 1 gr. 357 dans le foie.

Un chat, au bout d'une période de 22 jours, 256 dans le sang, et 1 gr. 310 dans le foie.

Un autre, après un jeûne de 29 jours, 139 milligr. dans le sang, et 2 gr. 794 dans le foie.

Enfin, sur un dernier qui était presque à l'agonie au bout de 37 jours d'une abstinence complète d'aliments et de boissons, il restait 81 milligr. pour 100 de glycose dans le sang, et 326 dans le foie. Ce dernier allait, par suite de son émaciation extrême, rentrer dans la catégorie des sujets maigres.

Toutes ces données n'ont-elles pas une signification bien nette ? Un animal privé d'aliments est-il gras ? Avec sa graisse, il aura du sucre dans la lymphe, le sang et le foie ; sa chaleur s'entretiendra à son degré normal, et il supportera fort longtemps l'abstinence. Est-il maigre, ou réellement sans graisse, il sera sans sucre ; il se refroidira vite et ne pourra supporter la diète qu'un temps très-court. Il y a donc des rapports intimes et comme une sorte de filiation entre la présence de la graisse, la production du sucre, l'entretien de la chaleur animale et la faculté de supporter une longue abstinence. Ce n'est pas tout. Les phénomènes de l'engourdissement chez certains animaux, ou ce qu'on appelle l'hybernation, reproduisent les mêmes résultats, sous une nouvelle forme et avec de remarquables particularités.

On sait que plusieurs mammifères, soit herbivores comme la marmotte, soit insectivores comme le hérisson et la chauve-souris, ou omnivores comme le loir, passent une grande partie de la saison froide dans une sorte de torpeur ou de léthargie sans prendre de nourriture. A l'époque où commence leur sommeil, ces animaux sont gras, et à leur réveil ils se montrent considérablement amaigris. La graisse qu'ils perdent alors sert évidemment à l'entretien de la chaleur animale. Comme cette provision serait bien vite épuisée, si ces animaux conservaient leur vigueur et leur température habituelle, les fonctions se ralentissent de manière à diminuer les déperditions de toutes sortes et surtout la consommation de combustible : la respiration devient très-faible ; ses mouvements se réduisent à 5 ou 6 par minute, et la chaleur intérieure descend à 15, 20, 25 degrés au-dessous de son chiffre normal. Aussi la graisse, qui se serait brûlée en un mois ou six semaines chez l'animal éveillé, dure-t-elle deux ou trois fois autant par le fait du ralentissement imprimé aux phénomènes respiratoires. Et pendant que cette graisse se détruit, le sucre continue à se régénérer, dans de certaines proportions, comme on va le voir.

Pour avoir un point de départ, je tuai vers la fin de juillet un hérisson qui venait d'être pris dans des broussailles, et qui sans doute n'était point à jeun. Cet animal pesait 680 gr.; son sang 20 gr. et son foie 33 gr. Ce foie était rosé, mou et d'une grande friabilité. Il contenait du glycose à raison de 950 milligr. pour 100.

Un autre hérisson, tué le 2 mars, après avoir passé l'hiver dans un jardin d'abord, puis dans un lieu habité, mais froid, pesait au moment de sa mort 635 gr., son sang 12 gr. et son foie 17 gr. 5. Ce foie contenait du sucre à raison de 1 gr. 058 milligr. pour 100.

En comparant ces deux hérissons qui ont sensiblement le même poids, nous voyons que le second a moitié moins de sang et moitié moins de foie que le premier. Le hérisson engourdi, en perdant par jour 1 gr. 8 décigr. de son poids, usait en même temps son sang, sa graisse et les matériaux déposés dans le tissu hépatique; néanmoins, à la fin de son long sommeil, son foie ne se montrait pas moins riche en sucre qu'au début; ce principe avait dû se régénérer dans la mesure exacte de sa destruction.

Voilà donc chez l'animal hybernant la reproduction fidèle de ce qui a lieu chez tous les autres pendant l'abstinence. Des deux côtés, disparition graduelle ou plutôt combustion lente de la graisse, atrophie progressive du foie et renouvellement du sucre. Tout est semblable de part et d'autre, avec une légère différence dans l'intensité des phénomènes, ou si on veut dans la rapidité avec laquelle ils s'accomplissent. D'une part, chez l'animal soumis à l'abstinence ordinaire, la respiration, la circulation, les actions musculaires et la calorification avec leur activité ordinaire, consomment vite la graisse déposée dans les tissus et dans les cellules hépatiques; de là l'émaciation, l'épuisement rapide et la mort au bout de quelques semaines. D'autre part, chez l'animal hybernant plongé dans la torpeur, la respiration, la circulation ralentie, les mouvements suspendus, la chaleur affaiblie n'épuisent qu'avec une extrême lenteur la provision de l'économie, la vie languissante s'entretient pendant plusieurs mois et tant que dure la saison froide. Entre les deux, l'inégalité de la dépense du combustible se traduit par la différence de température, et par celle de la durée de l'abstinence.

En présence de ces faits si curieux, peut-il subsister encore quelques doutes sur la réalité de la double source du sucre animal : l'une toute extérieure dans la digestion, l'autre intérieure dans la provision de graisse des différentes parties du corps ; la première apportant à l'organisme des matériaux sans cesse renouvelés, la seconde modifiant des principes que la nature a mis en réserve pour les moments de pénurie, deux sources qui se complètent l'une par l'autre, et qui se suppléent quand les besoins de l'économie l'exigent ?

III.

Mais ce n'est pas assez de montrer, d'une manière générale, les phénomènes qui indiquent la production du sucre aux dépens des matières grasses ; il faut préciser davantage, chercher à saisir quelque part cette transformation et, s'il se peut, la prendre sur le fait, dans les organes où elle s'effectue de la façon la plus évidente.

Tout à l'heure, je faisais connaître les différences essentielles qui distinguent le foie de l'animal maigre de celui de l'animal plus ou moins gras ; ces différences qui avaient passé inaperçues, et auxquelles on pouvait n'attacher aucune signification, en ont pourtant une de premier ordre ; c'est par elles que nous arriverons à la solution cherchée. Le foie noir et sans graisse de l'animal maigre est incapable de produire du sucre en dehors de l'alimentation ; le foie jaunâtre, à cellules gorgées de graisse de l'animal gras, donne, au contraire, du sucre jusqu'à épuisement de la matière génératrice ; puis quand celui-ci cesse de produire du sucre, il est dépouillé de sa graisse, ramené à l'état de foie noir. Deux chevaux soumis à une abstinence complète suffiront pour rendre le contraste manifeste.

Si nous considérons d'abord le cheval gras, nous trouverons dans ses cellules hépatiques deux matières très-différentes, qu'un grossissement de 3 à 400 diamètres permet de distinguer avec la plus grande netteté, savoir : 1° de fins corpuscules de bile tous semblables entre eux, et apparaissant sous forme de points noirs entre le noyau et les parois de la cellule ; 2° des gouttelettes de graisse inégales, plus ou moins volumineuses, et souvent si pressées qu'elles semblent étouffer les autres corpuscules. Or, de ces deux sortes d'éléments, les premiers ne font jamais défaut et ne paraissent point diminuer, tandis que les seconds s'usent peu à peu, à mesure que le foie continue à donner du sucre. Tant qu'il reste de ceux-ci, l'organe fournit de la matière sucrée ; dès l'instant que les gouttelettes disparaissent, le travail de la glycogénie hépatique s'arrête : aussi les animaux dont le foie a éprouvé la dégénérescence graisseuse donnent du sucre pendant une abstinence très-prolongée. Celui de notre cheval blanc, après un jeûne de trente jours, en contenait encore 1 gr. 2 pour 100, c'est-à-dire 63 grammes environ pour toute sa masse, pesant 5,300 grammes. Il en est de même pour d'autres espèces. Une oie grasse de Strasbourg, à foie hypertrophié, donnait encore, après quarante-quatre jours d'abstinence, 3 décigrammes pour 100 de sucre hépatique. Un hérisson, après avoir passé tout l'hiver sans manger, n'en offrit pas moins qu'un individu de son espèce pris au milieu de l'été, et presque en pleine digestion.

Si, d'un autre côté, nous considérons le cheval maigre, les choses se présentent sous un tout autre aspect et nous donnent la contre-épreuve de ce qui vient d'arriver. Chez celui-ci, les cellules hépatiques ont encore leur noyau avec les fins corpuscules, que l'on considère comme les matériaux de la bile ; mais elles n'ont plus de gouttelettes de graisse, ou elles n'en ont qu'un très-petit nombre. Or, dès que l'animal vient à jeûner, ces restes de gouttelettes s'en vont ; vingt-quatre, quarante-huit heures, ou tout au plus quelques jours, suffisent pour les faire disparaître, et tout travail glycogénique se suspend dans le foie ; il faut prendre alors des masses énormes du tissu de cette glande pour y trouver des traces de matière sucrée.

Il y a donc dans le foie une relation manifeste entre la présence de la graisse et la production du sucre. La cellule chargée de gouttelettes d'huile, la cellule grasse, donne du sucre en abondance ; la cellule maigre est privée de cette faculté ; la première en donne parce qu'elle renferme dans son intérieur la matière d'où le sucre peut dériver; la seconde n'en donne pas parce qu'elle est privée de la substance capable d'éprouver la mutation saccharine.

Eh bien! si dans les cellules du foie le sucre naît en présence de la graisse; si, dans ces cellules, la graisse s'use à mesure que le sucre se produit; si, une fois qu'elle a disparu, la cellule cesse de fabriquer ce principe, la métamorphose n'est-elle pas assez évidente pour être acceptée sans autre démonstration? Ce que nous voyons s'accomplir dans le foie est pour nous un trait de lumière : l'analogie nous porte à la généralisation. Pourquoi la graisse du sang, celle de la lymphe, du chyle, et des divers tissus de l'économie, ne pourrait-elle pas, comme celle des cellules hépatiques, donner naissance au sucre?

En remontant à l'origine de la graisse qu'on trouve dans l'organisme, la transformation dont il est ici question devient plus compréhensible encore. Or, il est indubitable aujourd'hui, depuis les expériences de M. Persoz sur les oies, et celles de M. Boussingault sur de jeunes porcs, qu'une bonne partie de la graisse déposée dans les tissus résulte de la modification des matières amylacées ou sucrées; car il s'accumule chez les animaux nourris de maïs et de pommes de terre une quantité de graisse de beaucoup supérieure à celle qui a été offerte toute formée par ces aliments. Les abeilles que M. Milne-Edwards a nourries de sucre ont donné de la cire et du miel, et chez elles aussi, comme chez les mammifères ou les oiseaux, la graisse a été un produit de la transformation saccharine. Est-il donc étonnant que cette graisse, dérivée du sucre, reprenne plus tard sa première forme et redevienne du sucre? Nullement; car, d'après l'analyse chimique, il n'y a qu'une légère différence entre ces deux principes neutres.

Mais dans quel but, dira-t-on, ces formes successives des mêmes matières? Évidemment, c'est pour des besoins fonctionnels dont plusieurs sont manifestes, s'il en est quelques-uns d'insaisissables. La fécule, pour entrer dans les vaisseaux, ne doit-elle pas être soluble, et elle le devient en passant à l'état de dextrine ou de glycose? Cette dextrine, ce glycose, ne peuvent ensuite se fixer dans les tissus, en restant à l'état de principes solubles, endosmotiques, diffusibles, car ils seraient sans cesse entraînés de tous côtés avec les liquides qui imprègnent la trame organique ou avec ceux qui circulent dans les vais-

seaux. C'est pour devenir aptes à être mis en réserve et en dépôt;
c'est pour acquérir la faculté de se conserver indéfiniment, qu'ils se
changent en acides margarique, stéarique, oléique, en glycérine, c'est-
à-dire en graisse, laquelle, une fois dans des cellules closes, réunit les
conditions les plus favorables aux substances susceptibles d'être mises
en dehors du tourbillon qui entraîne continuellement les molécules
de toutes sortes. Dès lors, pourquoi deviendrait-il donc plus tard impossible à ces matières de reprendre leur première forme, leur état
initial, une fois qu'arrive pour elles le moment d'être dispersées de
nouveau et utilisées à l'entretien de la chaleur animale? La graisse
qui commence à brûler ne pourrait-elle donc pas donner du sucre
comme les matières protéiques en brûlant donnent de l'urée? Et
parmi les éléments des graisses, pourquoi la glycérine, leur principe
doux, ne serait-elle pas la première à subir cette transmutation?

En généralisant ainsi le travail glycogénique, je n'entends pas dire
que la transformation de la graisse en sucre se traduit partout d'une
manière identique, et qu'elle s'effectue avec une égale activité dans les
diverses parties de l'organisme. Il est évidemment des points où les conditions sont plus favorables à cette mutation qu'elles ne le sont dans
d'autres. Le foie, qui rassemble et centralise les matières absorbées par
le système de la veine porte; qui se gorge à chaque digestion de dextrine, de graisse puisée dans l'intestin, est admirablement placé sous ce
rapport. Il a d'ailleurs une grande aptitude à se charger de graisse, et
sa capacité de saturation pour ce principe est illimitée; tandis qu'elle
est restreinte pour le sucre. Ses cellules en reçoivent tant que dure
l'absorption intestinale : elles s'en remplissent même si bien qu'elles
peuvent prendre chez l'homme l'aspect de cellules adipeuses, ainsi que
Kolliker et d'autres micrographes l'ont déjà remarqué. Là, les mutations de la graisse sont liées à la sécrétion de la bile qui, comme on
le sait, renferme beaucoup de matières grasses modifiées. Tout porte à
croire que là aussi, comme ailleurs, elles sont dues à des phénomènes
d'oxydation ou de combustion lente. Si l'oxydation est ralentie par
l'inaction, pendant que le travail digestif envoie à l'organe une abon-
dante provision de matières, la dégénérescence graisseuse marche à
grands pas, et, par suite, la production du sucre, au lieu de suivre

une progression ascendante, demeure stationnaire ou semble même quelquefois diminuer; car les oies de Strasbourg et les poulardes à foie gras n'ont souvent que de 5 à 8 décigrammes de sucre hépatique pour 100. Mais que, dans ces conditions, on vienne à soumettre l'animal à l'abstinence, à activer les fonctions respiratoires, à laisser pénétrer des masses d'oxygène, la provision de graisse diminue vite, et le travail glycosique, prenant le dessus, persiste jusqu'à émaciation complète.

S'il faut encore d'autres arguments pour corroborer ce qui n'est qu'une simple déduction de faits incontestables et bien nettement dessinés, je vais les emprunter au règne végétal, aux phénomènes ordinaires les plus simples de la vie des plantes; car, ici, l'analogie peut être légitimement invoquée pour des transformations d'ordre chimique. C'est par là que je terminerai ma dissertation.

IV.

Parmi les mutations si admirables qui s'accomplissent dans les tissus élémentaires des plantes, celles qui donnent naissance au sucre et à ses dérivés offrent plus d'un trait de ressemblance avec la genèse glycosique des animaux. Dans les végétaux, on voit le sucre, ici se former de toutes pièces aux dépens des matières empruntées au sol; là, résulter d'une légère modification de la fécule; ailleurs, de l'altération des acides; puis, plus loin, on le voit disparaître, laissant à sa place de l'amidon, de la graisse ou d'autres principes moins répandus.

Et ce qu'il y a de bien remarquable, dans ces mutations, c'est qu'elles s'accomplissent en vue de nécessités fonctionnelles évidentes. De la fécule est emmagasinée dans le périsperme ou l'amande d'un fruit; c'est un principe insoluble qui se conserverait indéfiniment, un principe non susceptible d'être absorbé : le premier effet de la germination est de le saccharifier, en le rendant ainsi propre à se dissoudre dans la sève et à servir au développement de toutes les parties de la jeune plante. Ainsi disparaît la vaste provision amylacée des cotylédons des légumineuses, des bulbes des liliacées, des tubercules et des racines d'une foule de plantes. Si alors de l'huile ou une graisse quelconque est associée à la fécule, elle diminue ou disparaît de même, comme on le voit dans la germination de la noix, de la noisette, de l'amande, du chènevis et de toutes les graines oléagineuses.

A une autre période de la végétation, celle qui suit la disparition des matières amylacées, des matières grasses, on voit le sucre prédominer et déborder de toutes parts. Dans la céréale verte, dans le maïs, dans la canne, avant la floraison, et surtout avant la formation du grain, les feuilles, les tiges et toutes les autres parties sont extrêmement sucrées; elles le sont de moins en moins, à mesure que le grain commence à se remplir de fécule. La même chose arrive, sous un aspect plus saisissant encore, et dans des conditions semblables, sur les palmiers. Le cocos butyracea a, d'après M. Boussingault, la sève tellement sucrée, à de certains moments, qu'elle se convertit en une liqueur alcoolique dont on peut recueillir jusqu'à 18 litres en vingt-quatre heures, pendant dix à quinze jours. Le bananier, si commun en Amérique, après avoir eu une sève très-sucrée, produit un fruit féculent, où la fécule finit par disparaître, pour être remplacée par du sucre. Et chose plus curieuse encore, le cocos mauritia, des savanes de l'Orénoque, donne des fruits sucrés au début, farineux un peu plus tard, et extrêmement huileux sur la fin de leur maturation. L'olive elle-même, de nos provinces méridionales, riche en mannite au début, perd ce principe sucré à mesure que son huile devient prédominante.

Dans tous ces cas, les principes qui disparaissent ne sont point détruits : ils sont métamorphosés. Celui qui suit résulte de la transformation de celui qui précède; car le premier venant à manquer, les autres font défaut. Le palmier auquel l'Indien a pris la sève sucrée ne donne plus de noix : la récolte du sucre a supprimé celle de l'huile.

Mais je m'arrête. Pourquoi vais-je chercher si loin les preuves d'une mutation que les faits nous révèlent avec tant de netteté? Dès l'instant que l'observation la plus rigoureuse nous montre le sucre naissant là où la graisse existe, y naissant à mesure qu'elle se détruit, et cessant de se produire une fois qu'elle a disparu, toute interprétation devient accessoire : quelques atomes de carbone et d'hydrogène, enlevés à la graisse par l'action comburante de l'oxygène, suffisent pour ramener sa composition à celle du sucre. Fontenelle disait, en parlant de l'idée si juste de Bernard de Palissy sur les fossiles, qu'elle devait passer, pour faire fortune, entre les mains de gens sachant le grec et le latin. La mienne aurait aussi besoin, pour obtenir quelque succès, de passer par celles des chimistes. Elle y arrive, et déjà on donne des formules qui me réjouissent ; mais qu'elles soient ou non acceptées, les faits que mes investigations ont mis en relief sont debout, et les faits sont nos grands-maîtres en matière de science.

29255   PARIS. — Typographie de RENOU et MAULDE, rue de Rivoli, 144.